DK幼儿创意思维训练

人体大冒险

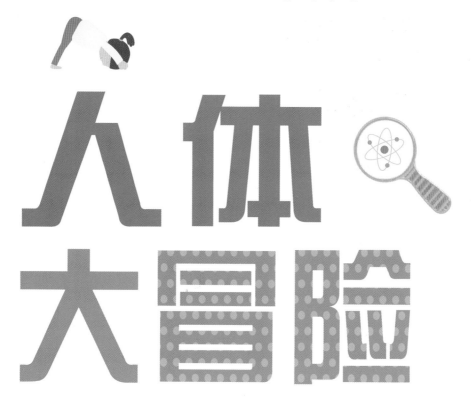

［英］DK公司 编著

朵朵 译

赵昊翔 校译

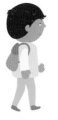
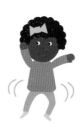
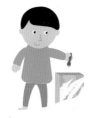

DK

黑龙江少年儿童出版社

登记号：黑版贸审字08-2018-154号

DK Penguin Random House

DK幼儿创意思维训练
人体大冒险
Renti Damaoxian
[英]DK公司 编著
朵 朵 译
赵昊翔 校译

图书在版编目（CIP）数据

人体大冒险 / 英国DK公司编著；朵朵译. -- 哈尔滨：黑龙江少年儿童出版社，2019.3
（DK幼儿创意思维训练）
ISBN 978-7-5319-5994-6

Ⅰ. ①人… Ⅱ. ①英… ②朵… Ⅲ. ①人体—儿童读物 Ⅳ. ①R32-49

中国版本图书馆CIP数据核字(2018)第236560号

出版人　商　亮
项目策划　顾吉霞
责任编辑　顾吉霞　张靖雯
出版发行　黑龙江少年儿童出版社
　　　　　（哈尔滨市南岗区宣庆小区8号楼　邮编　150090）
网　　址　www.lsbook.com.cn
经　　销　全国新华书店
印　　装　深圳当纳利印刷有限公司
开　　本　787mm×1092mm　1/16
印　　张　2
字　　数　40千字
书　　号　ISBN 978-7-5319-5994-6
版　　次　2019年3月第1版
印　　次　2019年3月第1次印刷
定　　价　39.80元

（如有缺页或倒装，本社负责退换）

给父母的话
这本书是专门为您的孩子量身打造的，且非常适合亲子互动。希望您能和孩子共度充满欢乐的亲子时光，不过一定要注意安全——尤其是在使用剪刀等具有一定危险性的物品时。祝你们玩得愉快哦！

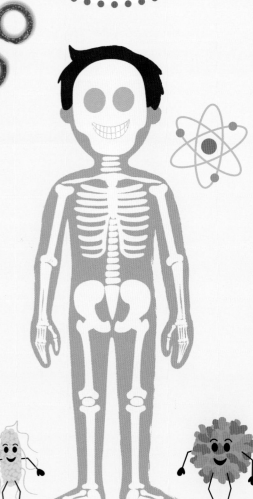

目　录

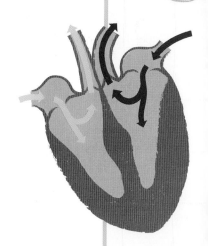

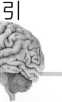

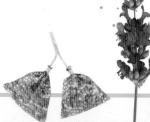

不可思议的人体

我们有相同的身体结构
（Body parts），但是每个人
都是独一无二的个体。

你知道吗？
你完美地融合了爸爸妈妈
身上的特点。他们的一部
分特征遗传给你了，比如
头发和眼睛的颜色，
等等。

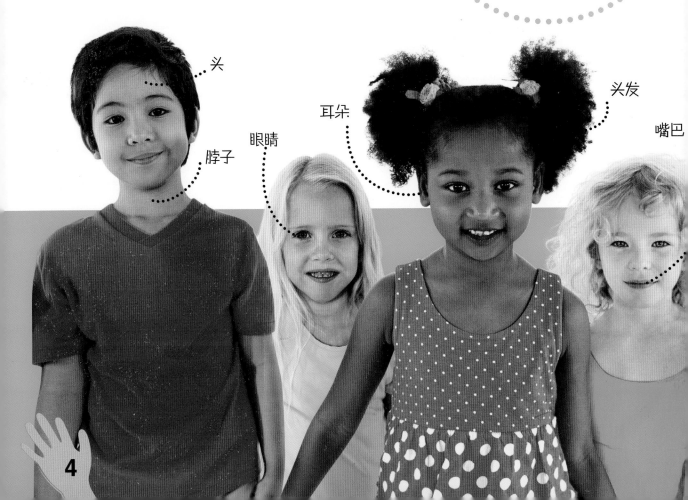

头

脖子

眼睛

耳朵

头发

嘴巴

手指

手臂

肩

手

身体的很多部位是成对的，比如手、胳膊、耳朵和眼睛。不过还有很多器官只有一个，比如心脏、大脑和肝脏。

不管你长成什么样子，你都是独一无二的！

胳膊肘儿

腹

胸

脚趾

鼻子

腿

膝盖

脚

牙齿

你的身体从头到脚都覆盖着皮肤。

团队协作

所有的身体部件总是在协调一致地工作着，这保证了人体能够正常运转。人体的每一个器官都很重要。

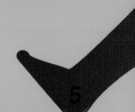

5

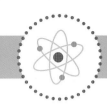

人体构造

你的身体是由非常简单的物质组成的，然而这些简单的物质巧妙地组合起来之后，便构成了不可思议的人体！

你知道吗？
人体中有几十万亿个细胞(Cells)。

组织

细胞

原子

分子聚集起来形成细胞。

相同类型的细胞聚集起来形成组织，比如皮肤组织、脂肪组织或者肌肉组织。

原子聚集起来形成分子，比如水分子。

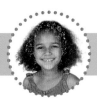

细胞

细胞非常微小,要在显微镜下才能看见。不同种类的细胞看起来并不一样,它们的功能也各不相同。神经细胞又细又长,皮肤细胞则是又扁又平。

构成人体

身体的运转依赖于细胞、器官和系统的协调合作。

器官

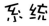

不同类型的组织聚集起来形成器官。每个器官都有特殊的任务。比如肺负责吸收氧气,排出二氧化碳。

系统

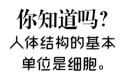

多个器官协调合作,形成系统。人体中包含多个系统,比如消化系统负责吸收食物中的营养。

你知道吗?
人体结构的基本单位是细胞。

7

我的成长

你的身体总是在不断地变化。这一切始于你在妈妈肚子里的时候。

你的生命始于一个微小的细胞，比前面这个逗号还要小呢！

儿童（Child）会慢慢长大，他们需要学习许多知识。

每个人刚出生时都是小婴儿……

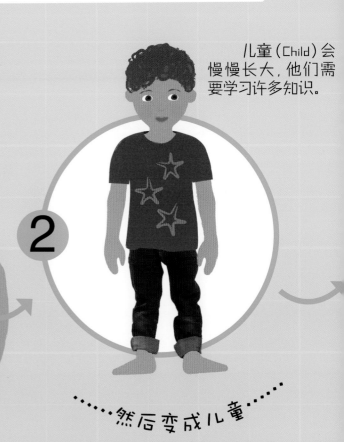

1

2

在妈妈的肚子里待了9个月之后，婴儿（Baby）呱呱坠地。

……然后变成儿童……

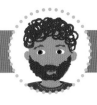

你知道吗？
双胞胎会在妈妈的肚子里一起发育。

肚脐有什么作用？

在妈妈肚子里的时候，你通过脐带与妈妈连接在一起。脐带为你输送营养物质和氧气，直到你出生为止。你肚子上的肚脐就是脐带脱落后留下的疤痕。

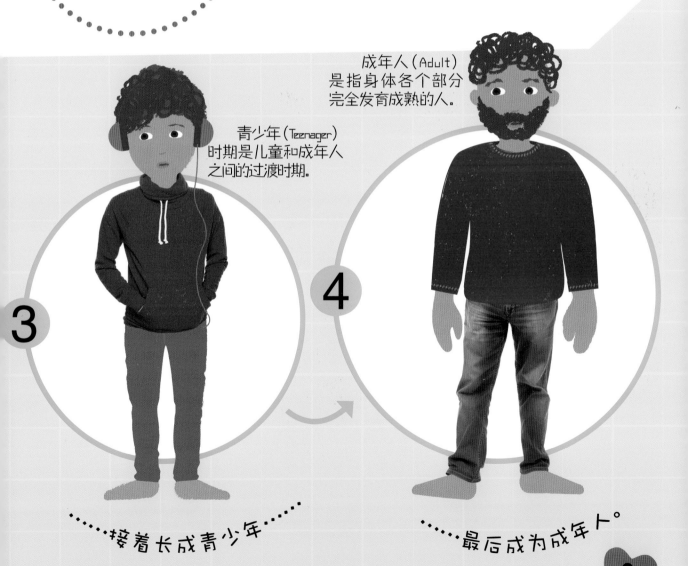

青少年(Teenager)时期是儿童和成年人之间的过渡时期。

成年人(Adult)是指身体各个部分完全发育成熟的人。

3

4

……接着长成青少年……

……最后成为成年人。

9

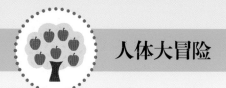

家谱树

快来动手制作属于你自己的家谱树（Family tree），把你的家庭成员一一展示出来吧！

你需要准备：
彩色铅笔
彩色卡纸
剪刀
胶水

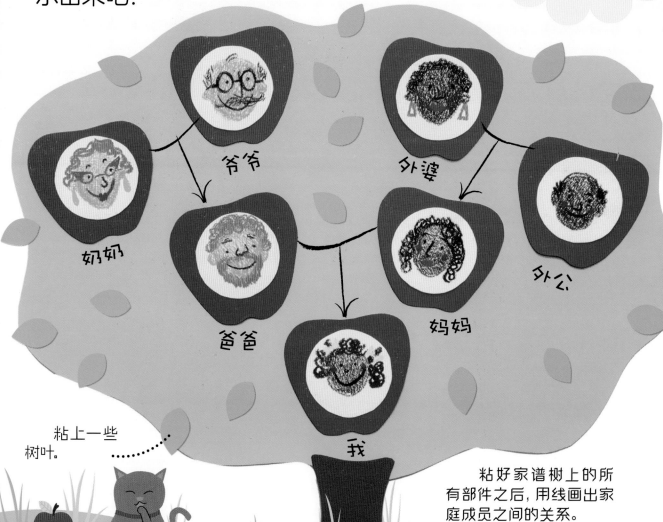

爷爷

外婆

奶奶

外公

爸爸

妈妈

我

粘上一些树叶。

粘好家谱树上的所有部件之后，用线画出家庭成员之间的关系。

10

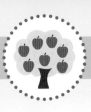

1

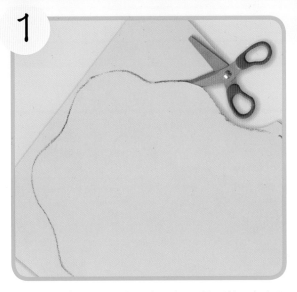

在绿色的彩纸上画出一棵树的形状,大小以能够放下你所有家庭成员的头像为准。然后把这棵树剪下来。

2

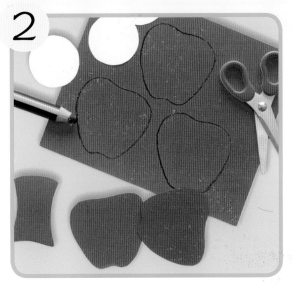

分别在棕色和红色的彩纸上画出树干和苹果的形状,在白色的纸上画出圆形把它们分别剪下来。

3

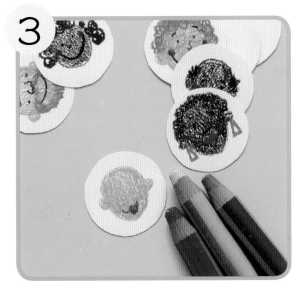

在白色的圆纸片上分别画出你的家庭成员的头像,一定要画出每个人的特征哦!比如眼睛、发型等。

4

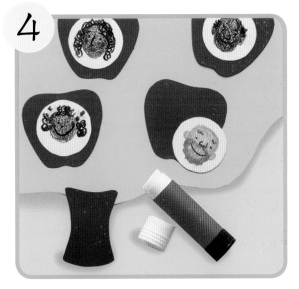

将树干粘在树冠底部,把头像粘在苹果上,最后再把苹果粘在树冠上。

11

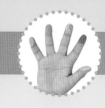
灵敏的触觉

你的皮肤上密布着微小的神经（Nerve）细胞，它们能够帮助你感受（Feel）你所触碰到的物体。

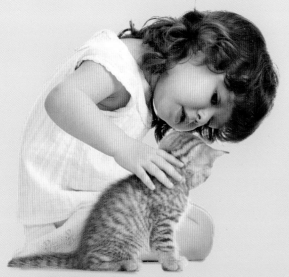

温暖而柔软

皮肤之下

你感觉到什么了？

当你触碰到一种物体时，皮肤中的神经细胞会向大脑发送信息，告诉你感觉如何。不同种类的神经细胞对同一种物体具有不同的感觉。

皮肤表层

质地感受器

皮肤浅层

疼痛感受器

轻微触觉感受器

皮肤深层

压力感受器

振动感受器

脂肪层

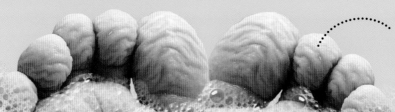

在洗了一个美美的泡泡浴后，你的皮肤会变成什么样子？

12

指纹

指尖的皮肤上有细小的纹路，这些纹路就是指纹。每个人的指纹都是独一无二的。

仔细看一看，

你的指纹……

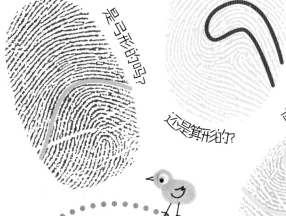

是马形的吗？

还是箭形的？

或者是螺旋形的？

试一试
用你的手指和彩色印泥在纸上留下可爱的印记吧！看看你的指纹是什么形状的？

你知道吗？
和指纹一样，你的肤色也是独一无二的。你的肤色遗传自父母，不过常晒太阳会让你的肤色变得更深哦。

可以在指纹上画出可爱的线条和图案。

粘好仿真眼睛。

1
彩色印泥
用手指轻压印泥。

2
纸
将手指轻轻地按在纸上，留下指纹。

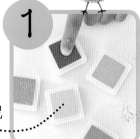

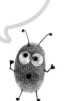

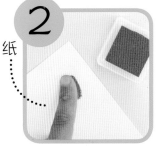

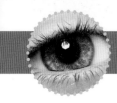

特别的感觉

有了感觉（Senses），你才能感知这个世界。

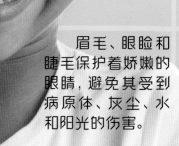

你知道吗？
你具有五种主要的感觉——触觉（Touch）、视觉（Look）、听觉（Listen）、味觉（Taste）和嗅觉（Smell）。这些不同的感觉能帮助你感知周围的环境。

看一看！

你通过眼睛看世界。光线从瞳孔进入，被眼球后方的视神经感知，视神经向大脑发送信号，告诉大脑你看见的事物的形状和颜色。

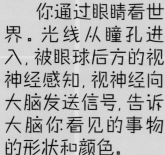

眉毛

眼睑

睫毛

泪腺

瞳孔

虹膜

眼球

瞳孔

虹膜

肌肉

视神经

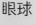

视神经将信号传送给大脑。

眉毛、眼睑和睫毛保护着娇嫩的眼睛，避免其受到病原体、灰尘、水和阳光的伤害。

14

听一听！

你通过耳朵听声音。声音是物体振动产生的声波，可以在空气中传播。声波通过外耳道传到耳朵内部，听觉神经将信号发送给大脑，大脑会告诉你听到的是什么。

舌头上的味蕾可以尝出甜、酸、咸、苦等味道。

耳朵内部

耳蜗

鼓膜

外耳道

听小骨

你的耳朵里有三块微小的骨头——听小骨，它们是你身体里最小的骨头。

外耳

舌乳头

尝一尝！

你的舌头上有许多微小的凸起，它们被称为"舌乳头"（医学名）。舌乳头包含更微小的结构，这就是味蕾。味蕾能帮你感受食物的味道。

闻一闻！

你的鼻子可以闻到数万种不同的气味，它和味蕾一起协作，你就能享受食物的美妙滋味啦。

你知道吗？
耳朵能帮助你保持平衡。

15

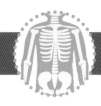

超级骨骼

坚硬的骨头（Bones）负责支撑你的身体。骨骼（Skeleton）是由体内全部的骨头组成的。

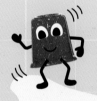

你的骨骼非常坚硬。如果没有了骨骼，你的身体就会像果冻一样软趴趴的。

骨质铠甲

　　有些骨骼负责保护身体的内部器官。头盖骨就像一个坚硬的头盔，保护着柔软的大脑。肋骨则保护着心脏和肺。

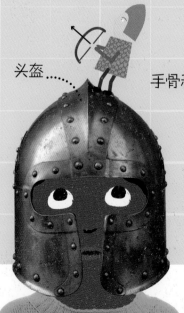

头盔

头盖骨

肋骨

肱骨

脊椎骨

盆骨

手骨和指骨

股骨

髌骨

胫骨

脚骨和趾骨

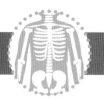

观察骨骼

从身体表面是无法看见骨骼的。可以通过拍X光片，来查看身体内部的骨骼。

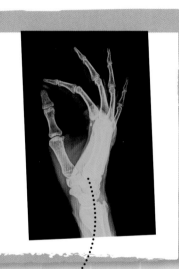

试一试

握紧拳头，向上弯曲手臂，你会看见手臂上隆起的肌肉。

这块肌肉收缩可以拉动前臂向上弯曲。

手部的X光片。

两块骨头相连接的部位被称为"关节"。

同时，这块肌肉舒张。

预备，出发！

附着在骨骼上的肌肉总是成对地工作，牵动着骨骼运动。当一块肌肉收缩时，与之成对的另一块肌肉则会舒张。

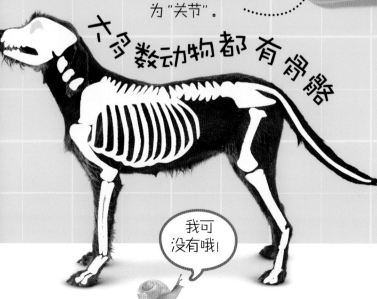

大多数动物都有骨骼

我可没有哦！

17

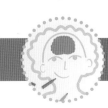

我的身体地图

你已经学到了不少关于身体的知识，现在来动手制作一张属于你自己的身体地图吧!

你需要准备：
纸
水彩笔
剪刀

用不同颜色的水彩笔来画每个器官，这样你就能轻松地分辨它们了。

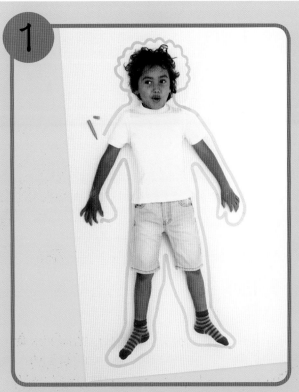

1

先把纸平铺在地上。躺在纸上，请爸爸妈妈在纸上画出你的身体轮廓。

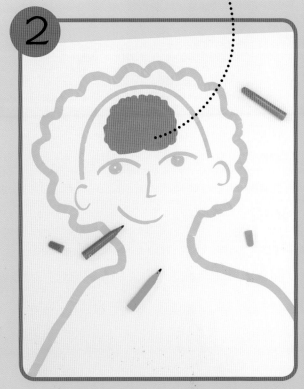

2

用水彩笔画出眼睛、鼻子、嘴巴、眼睛和大脑。

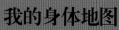

你知道吗?
你身体中最大的器官是皮肤。皮肤覆盖你的全身,保护你免受病原体的伤害。

4

剪下身体轮廓,把它挂起来,你的身体地图就完成啦!

大脑

肺

心脏

肝脏

胃

肠

膀胱...

你可以给每个器官都做一个标签。

3

对照上图,画出心脏、肺、肝脏、胃、肠和膀胱。

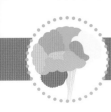

聪明的大脑

大脑（Brain）是身体的控制中心，它指挥你所有的身体活动：思考（Thinking）、学习（Learning）、向身体其他部位下达命令等。

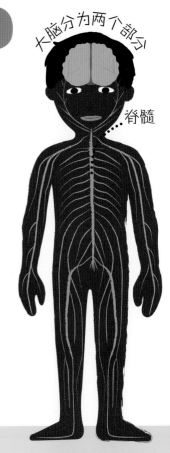

大脑分为两个部分

脊髓

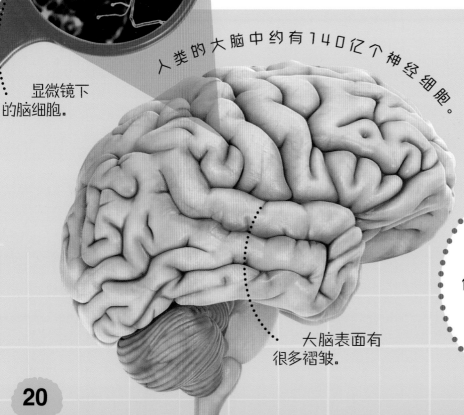

显微镜下的脑细胞。

人类的大脑中约有140亿个神经细胞。

神经将全身的信号传输给大脑。信号会先通过脊椎中的脊髓直接传递给大脑，大脑再将命令通过神经传输给全身。

大脑表面有很多褶皱。

你知道吗?
你大脑中血管的总长度超过650千米!

20

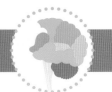

大脑控制着你的身体。

你五岁的时候，大脑就已经有成年人大脑的90%那么大了。

这里控制肌肉收缩。

触觉信号会传输到这里。

这个区域让你思考和想象。

这个区域让你说话。

你好！

这个区域负责理解文字。

视觉信号会传输到这里。

听觉信号会传输到这里。

小脑帮助你运动和保持平衡。

脑干掌管着一切，比如心跳、呼吸、消化等。

学习

当你学习知识的时候，大脑里会形成新的脑细胞连接。如果你不断地学习，这些连接就会生成得更多，连接得也更牢固，学习效果也会更好。

21

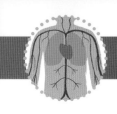

奔腾的血液

血液（Blood）是你身体中的运输系统，负责运输器官（Organ）和细胞所需要的氧气和营养。

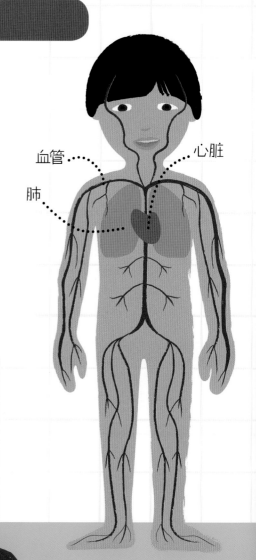

血管

心脏

肺

血液里有什么？

白细胞帮助人体抵御病原体。

红细胞为细胞和器官送去氧气。

血浆是血液的基础，负责运输营养物质。

血小板会帮助伤口处的血液快速凝固。

你知道吗？
血液主要由血浆和血细胞组成，其中的红细胞让血液看起来是红色的。

22

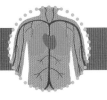

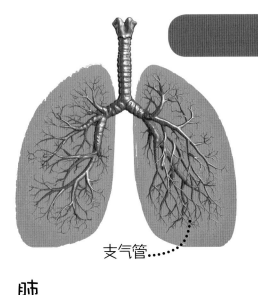

支气管……

心脏

　　心脏(Heart)一刻不停地努力工作着,将血液送往全身各处。

进入肺里的血液获得氧气。

吸收了新鲜氧气的血液流到全身各处。

肺

　　你通过肺(Lungs)来呼吸空气。肺中各级支气管把空气运往肺泡,吸收其中的氧气,然后通过红细胞将氧气带往全身。

你能感受到自己的心跳吗?

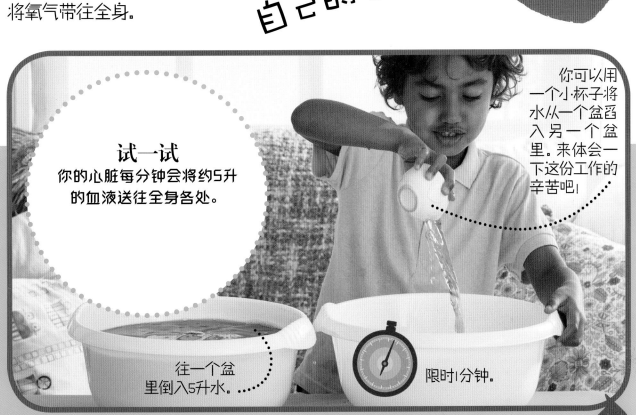

试一试
你的心脏每分钟会将约5升的血液送往全身各处。

你可以用一个小杯子将水从一个盆舀入另一个盆里。来体会一下这份工作的辛苦吧!

往一个盆里倒入5升水。

限时1分钟。

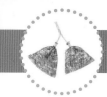
纸袋肺

动手制作一个纸袋肺,模拟一下肺的工作原理吧!

人的肺里布满了许多细小的管道,这就是支气管,它们负责输入、输出空气。因此,肺就像一块海绵一样,非常柔软。

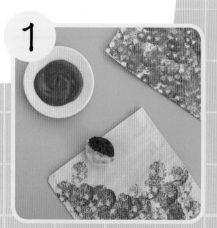

1 用海绵蘸取粉色的颜料,在纸袋上轻按,直到涂满整个纸袋。

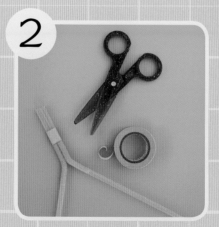

2 将吸管折弯,然后用胶带将两根吸管绑在一起,如图所示。

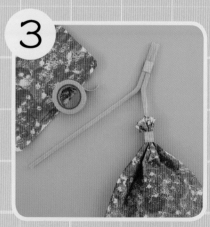

3 等颜料干透之后,把两根吸管分别插入两个纸袋中,再用胶带绑好开口处,如图所示。

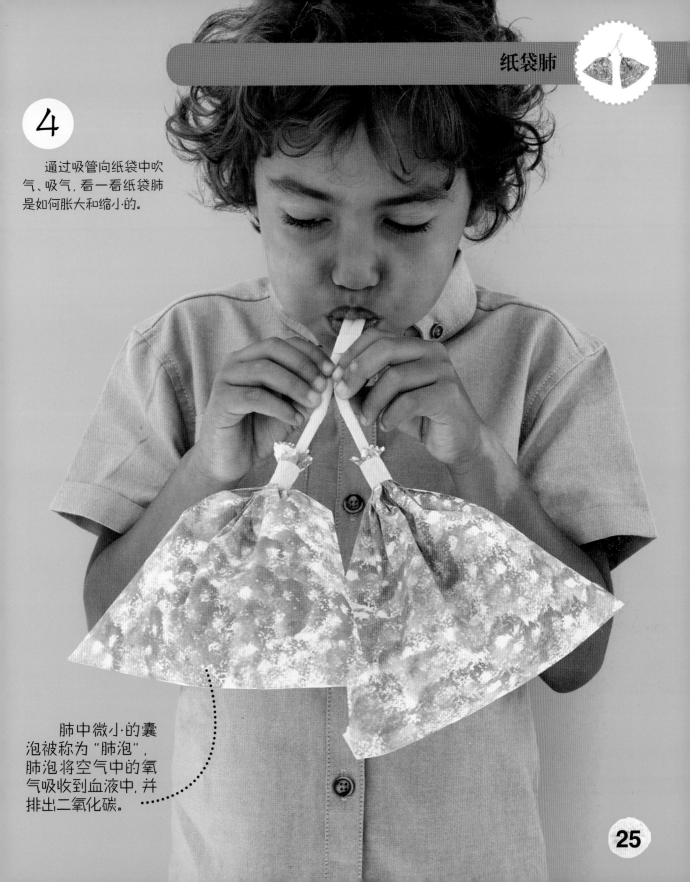

4

通过吸管向纸袋中吹气、吸气，看一看纸袋肺是如何胀大和缩小的。

肺中微小的囊泡被称为"肺泡"，肺泡将空气中的氧气吸收到血液中，并排出二氧化碳。

美味的食物

你的身体需要很多能量（Energy）来维持运转。人体所需要的能量主要来自于食物（Food）。

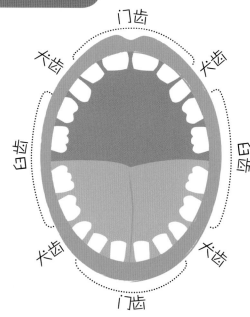

不同类型的牙齿有不同的功用。门齿用于切割食物，犬齿用于撕裂食物，而臼齿则用于磨碎食物。

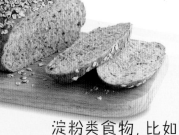

淀粉类食物，比如面包、面条和米饭，可以给你的身体提供丰富的能量。

蔬菜和水果富含纤维素和维生素。

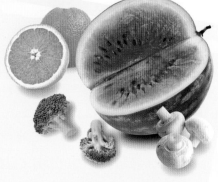

你应该吃哪些食物呢？

不同种类的食物含有不同的营养。因此，均衡饮食是非常重要的。

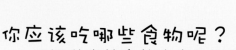

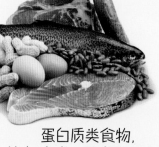

蛋白质类食物，比如肉类、蛋类和豆类，可以让你的身体保持健康。

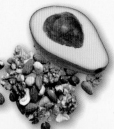

你还需要摄入健康的脂类，比如各种各样的坚果。

牛奶、奶酪和酸奶富含钙质，可以帮助你的骨骼保持强壮。

闻到香喷喷的气味时，你的嘴里分泌出大量的唾液。

通过牙齿的咀嚼把食物磨碎成小块。

唾液润滑食物，使其更容易下咽。

食道将食物从嘴里运送到胃里。

胃能分泌酸性的胃液，和食物搅拌在一起变成黏稠的食糜。

肝脏

小肠的长度超过6米。当液状食糜通过小肠时，营养便被吸收进入血液中。

大肠会吸收食物残渣中的水分，留下的就是粪便啦!

肾脏产生尿液。

膀胱储存尿液。

显微镜下的胃内壁

显微镜下的小肠内壁

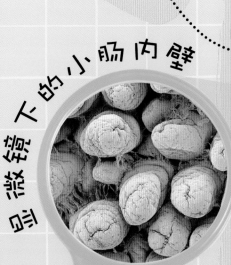

你知道吗?
消化过程中会产生一些气体，这些气体要么通过打嗝儿，要么通过放屁排出体外。这些都是正常现象，不要不好意思哦!

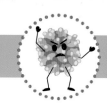

病原体攻击

病原体（Pathogens）是一种微小的生物，如果它们入侵你的身体，会导致你生病。幸运的是，你的身体有一道坚固的防线，可以很好地抵御病原体的攻击。

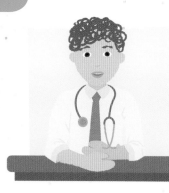

医生

如果你生病了或者感觉不舒服，要赶紧去看医生（Doctor）。医生会给你很好的治疗方案，让你快快好起来。

病毒是最小的病原体，会引发感冒和其他疾病。

细菌是一种单细胞生物，肚子疼、腹泻常常是你吃进肚里的食物中的细菌在捣乱。

你的肠道里生存着很多有益的细菌，它们能够帮助你消化食物。

寄生虫住在一些动物的身体里"骗吃骗喝"。例如绦虫就生活在人类的肠道里。

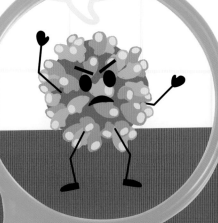

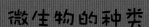

微生物的种类

微生物有很多种——有些对你有害，但有些对你有益。有害的微生物就是病原体。

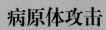

试一试
把闪粉撒在手上，
用来模拟病原体。
你能把它们洗
掉吗？

你的手上有很多病原体，但是你看不见它们。所以一定要好好洗手。

皮肤

皮肤 (Skin) 就像一件坚韧的外衣，病原体无法穿越，除非皮肤上出现了伤口。

巨噬细胞整天追击病原体，直到把它们吞噬掉。

淋巴细胞可以毒杀病原体，或者告诉巨噬细胞病原体所在的位置。

中性粒细胞聚集在伤口处，消灭那些想伺机钻入人体的病原体。

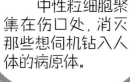

防御小分队

这些特殊的白细胞是人体中的卫士，它们的任务是抵御可恶的病原体的入侵。

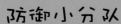

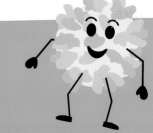

保持健康

你的身体是独一无二的! 学会照顾好自己的身体是非常重要的哦。

锻炼

定期锻炼 (Exercise) 能让你保持健康。

食物是人体的能量来源。你的身体需要摄入各种不同种类的食物, 才能保持健康 (Health)。

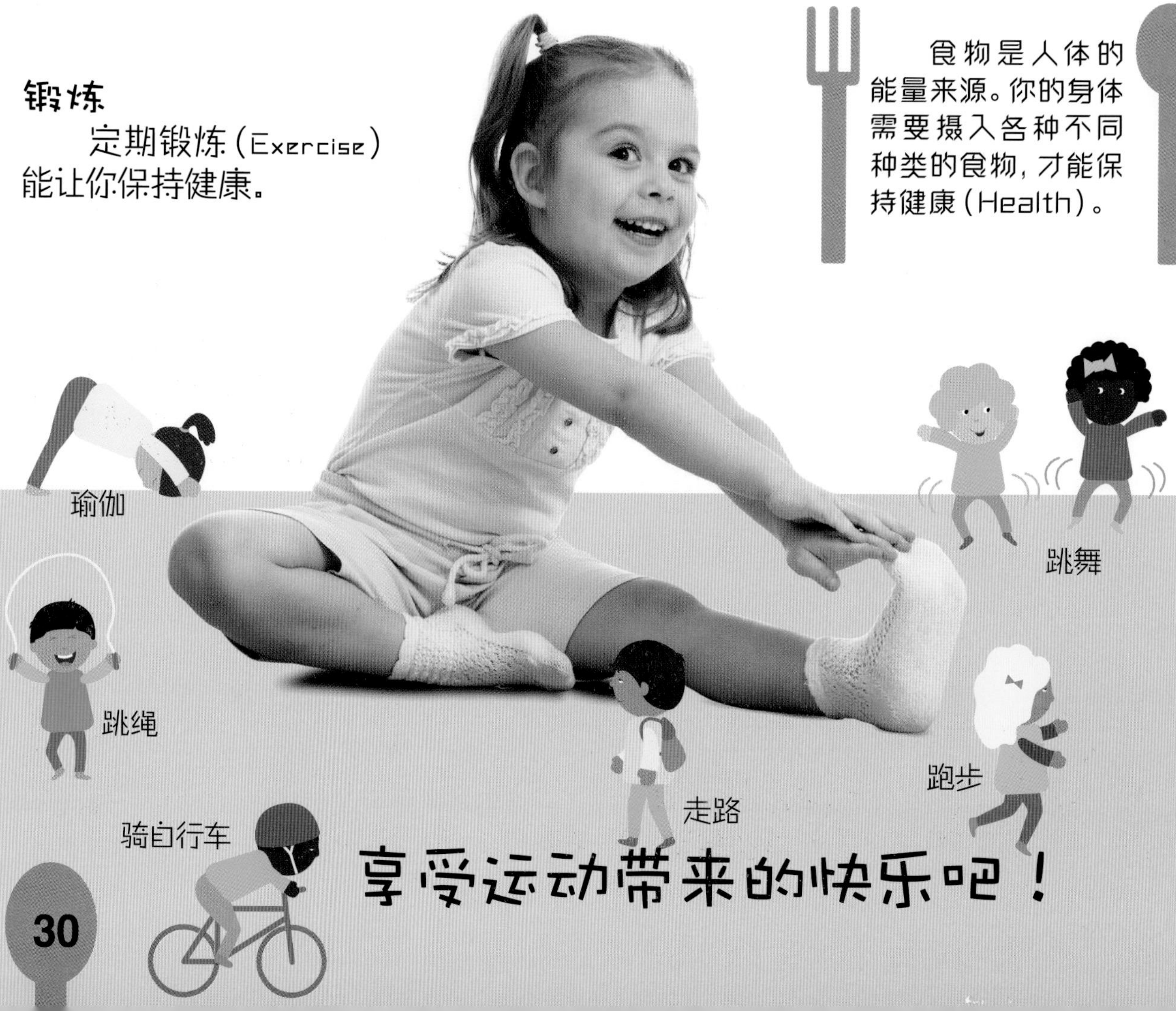

瑜伽

跳舞

跳绳

跑步

走路

骑自行车

享受运动带来的快乐吧!

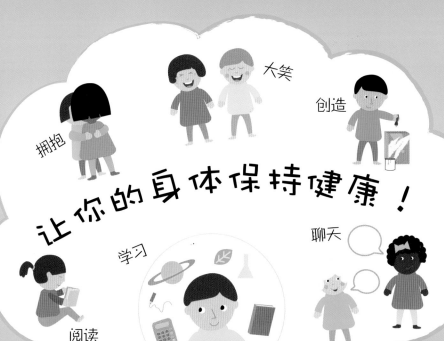

让你的身体保持健康！

拥抱 大笑 创造 学习 阅读 聊天

ZZZZZZZ

你的身体和大脑需要充足的睡眠，才能缓解白天的疲劳。儿童每天要睡10~12个小时。

快乐的心情

保持健康并不仅仅是保持身体的健康，心理健康也很重要！在你感到心烦意乱的时候，要学会向父母和亲友寻求帮助。

你知道吗?
有些疾病是因为大脑功能活动发生了紊乱，所以病人的感觉和思想会与正常人不同，这类疾病被称为"精神障碍"。

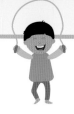

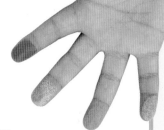

索引

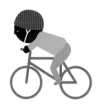

致 谢

The publisher would like to thank the following for their kind permission to reproduce their photographs:

(Key: a-above; b-below/bottom; c-centre; f-far; l-left; r-right; t-top)
123RF.com: 5second 12c, Andrey Kiselev 15cl, Danila00 23tl, Deyan Georgiev 14clb, Dmitry Kalinovsky 14cl (Macro eye), Eric Isselee 17bl, Juan Gaertner 20cla, Karel Joseph Noppe Brooks 2bl, 31bc, Keerati Thanitthitianant 12b, Lafoto 9crb, Leung Cho Pan 9clb, Monthian Ritchan-ad 17cl, Mrdoomits 16cb, Nanette Grebe 7c, Oksana Kuzmina 12cla, 30c, Pahham 17cr, Pavel Losevsky 14cla, Rawpixel 4-5b, Sergey Galushko 14cl, Shojiro Ishihara 15c; Alamy Stock Photo: D. Hurst 26clb, Rosemary Calvert 3br, 15clb; Depositphotos Inc: Bilanol.i.ua 12bc; Dreamstime. com: Goncharuk Maksym / Photomaks 26crb, Pogonici 26cb; Fotolia: Nito 16cl; Science Photo Library: Steve Gschmeissner 27clb, Susumu Nishinaga 27cra. Cover images: Back: 123RF.com: Oksana Kuzmina clb, Shojiro Ishihara bc.

All other images © Dorling Kindersley
For further information see: www.dkimages.com

DK would also like to thank Carrie Love for editorial assistance.

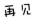
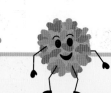

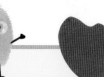

再见

再见

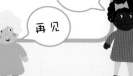

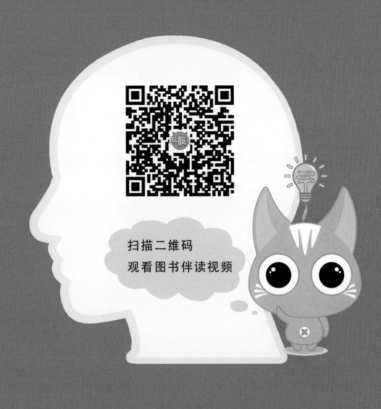

扫描二维码
观看图书伴读视频